OPUSCULE

SUR UNE NOUVELLE

RÉFORME MÉDICO-LÉGALE

DE LA

MATIÈRE MÉDICALE ET THÉRAPEUTIQUE

PAR

Le Dr T. BROSSARD

Membre de plusieurs Sociétés de chirurgie,
(pour ses nouveaux appareils d'Orthopédie).

PARIS
Chez l'auteur, rue Saint-Honoré, 154.

1874

OPUSCULE

SUR UNE NOUVELLE

RÉFORME MÉDICO-LÉGALE

DE LA

MATIÈRE MEDICALE ET THÉRAPEUTIQUE

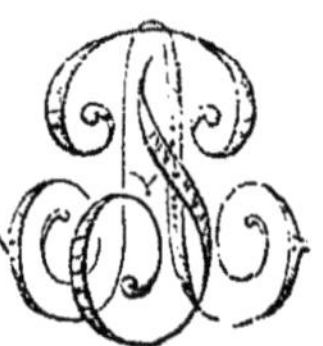

Paris. Typ. A. Parent, rue Monsieur-le-Prince, 31.

OPUSCULE

SUR UNE NOUVELLE

RÉFORME MÉDICO-LÉGALE

DE LA

MATIÈRE MÉDICALE ET THÉRAPEUTIQUE

PAR

Le Dr T. BROSSARD
Membre de plusieurs Sociétés de chirurgie,
(pour ses nouveaux appareils d'Orthopédie).

PARIS
Chez l'auteur, rue Saint-Honoré, 154.

1874

INTRODUCTION

O fortunatos nimium sua si bona norint,
medicos.......

Améliorer la condition du médecin, lui assurer des moyens d'existence au sein d'une société trop souvent marâtre pour ceux qui lui sacrifient leurs talents et le résultat de longues et pénibles études, tel est le but du petit ouvrage que j'ai l'honneur de soumettre à votre appréciation.

Vous trouverez consignées toutes les observations que m'ont suggérées 25 années d'exercice dans notre honorable profession.

Sorti, comme la plupart de mes confrères des rangs du peuple, obligé à de grands sacrifices pour arriver à acquérir tous les grades universitaires, j'ai vu dissiper une à une toutes les illusions de fortune que l'étudiant jeune et inexpérimenté attache à cet art plus honoré que rémunéré.

C'est avec d'amères angoisses que, rentré chaque soir dans mon cabinet, je me trouvais aux prises avec les besoins de la vie matérielle. Quel découragement ! quelles déceptions ! quel profond dégoût s'emparaient de moi ! Notre profession loin d'amener à une honnête fortune, ne nous procure même pas cette modeste aisance qui puisse nous assurer un rang convenable, et nous permettre d'élever nos enfants pour en faire des citoyens dignes de leur patrie. Aussi combien de fois n'ai-je pas maudi le sort misérable de ceux qui se sont voués à l'art de consoler et de guérir.

Personne, avant moi, n'a-t-il donc essayé de chercher pour découvrir quelque remède efficace à tant de misères, à tant de fatigues que le médecin s'impose à chaque heure, à chaque instant de son existence si précieuse pour la société !

Cette charité qui répand dans l'ombre ses bienfaits, ce dévouement, cette abnégation de nous-mêmes n'est accompagnée que d'une stérile reconnaissance ; toutes les joies nous sont déniées, nous n'avons ni le confortable ni le luxe, et la fortune nous refuse même les faveurs qu'elle accorde presque toujours aux plus infimes professions des grandes villes.

La médecine, cette science divine, la première de tous les arts libéraux est reléguée, constatons-le avec douleur, aux derniers rangs, sous le rapport de la rémunération : accablée des rigueurs d'une société ingrate et cupide, elle languit dans une situation indigne de son caractère purement humanitaire (1).

Reconnaissons donc avec peine, mais sans découragement, que la médecine est plutôt un sacerdoce scientifique qu'un moyen d'arriver à la fortune. Le médecin est lui aussi

(1) Tous les auteurs qui ont traité cette question, tels que Félix Schneider, Balzac, Requin, Thiaudière, Reveillé-Paris, Munaret, y compris le très-spirituel et érudit docteur Combes, se sont bornés à reconnaître et à exalter le dévouement désintéressé du Médecin, mais pas un, que je sache, n'a osé prendre sérieusement la défense de ses intérêts matériels, sans lesquels il lui est impossible de soutenir sa dignité.

prêtre ; il a charge d'âme autant que de corps, les services qu'il rend sont aussi civilisateurs que ceux du prêtre ; avant de guérir le corps, il est souvent appelé à raffermir le moral; cependant l'un est salarié par l'État, tandis que l'autre, vivant de ses modiques ressources, mène une vie humble et cachée.

Notre misère est si profonde qu'elle a nécessité une association de prévoyance pour les médecins de France. Créée dans un but honorable de philanthropie, je doute fort que cette association arrive jamais aux fins qu'elle se propose, tant qu'elle ne réformera pas ses statuts, et que les secours donnés prendront un caractère d'assistance charitable et pourront blesser la dignité du médecin habitué à donner plus qu'il ne reçoit : il se sent humilié de solliciter des secours, tandis qu'il serait si facile de lui assurer une existence aisée, tout en ménageant une susceptibilité bien légitime.

Oui, notre misère est grande, s'écriait un jour le secrétaire-général de cette société, et vous seriez surpris, si les limites de mon travail me permettaient de vous révéler des noms honorablement connus, voire même des sommités médicales qui ont laissé après eux une femme et des enfants dans le plus complet dénûment, triste exemple des difficultés, des incertitudes et des dangers d'une profession aussi ingrate que pécuniairement trompeuse !

Plus de 4,000 étudiants, dit-on, s'inscrivent chaque année dans nos trois facultés. Quel aimant les attire ? Quel mirage fascine leurs yeux ? On nous répond naïvement : c'est la vocation, mais la vocation, c'est l'aptitude, ou ce n'est rien. Je conçois qu'on puisse diagnostiquer l'aptitude d'un enfant pour la musique, le dessin, les mathématiques, mais que l'on puisse reconnaître la vocation pour le barreau, la médecine, ou certaines autres professions du même genre, je dis que cette prévision dépasse les facultés humaines, et que l'on tombe dans la plus grave des erreurs, en pronostiquant ainsi l'avenir d'un jeune homme.

Au reste, au bout de nos études, nous ne pouvons concevoir pleinement l'idée complète et complexe du médecin; cette notion ne peut s'acquérir qu'après une longue fréquentation de toutes les classes de la société. Il ne faut pas confondre avec elle ces illusions regrettables dont on berce notre jeunesse, il en est de la vocation médicale comme de la vocation pour le barreau. Avez-vous connu beaucoup d'avocats qui aient endossé la robe, mus par le seul désir, le seul espoir de défendre la veuve et l'orphelin? Autre vieille rangaine de collége ou de romancier. On se fait médecin pour vivre d'abord, et aussi dans le but insensé de faire fortune: en voici la preuve irréfutable: sur 100 étudiants, vous en trouverez les quatre cinquièmes qui n'ont pas de fortune, pas même de patrimoine, ou qui en ont un bien insuffisant pour subvenir aux frais d'une longue et onéreuse instruction.

On conçoit que si le plaisir de soulager l'humanité souffrante était le mobile de toutes ces jeunes ambitions, on trouverait plutôt la proportion inverse.

Comptez-vous beaucoup de fils de millionnaires, de marquis, de barons, de banquiers sur les bancs de nos écoles de médecine? De même qu'on laisse croire à chaque engagé volontaire qu'il porte dans sa giberne le bâton de maréchal de France, ainsi on persuade au naïf étudiant qu'il porte dans sa boîte à scalpels la baronnerie de Larrey ou les millions de Trousseau.

Voilà ce qu'il faut constater, voilà l'erreur puisée dans

nos collèges, ainsi que dans la lecture des romans, qui entraîne vers un but fallacieux de jeunes et brillantes intelligences ; cruel mensonge, qui prépare à nos jeunes adeptes des poignantes déceptions, à la société tout entière des fraudes et des supercheries regrettables.

Ai-je besoin de vous rappeler en passant cette belle pensée du regretté Amédée Jouy : « Sur le seuil de ce temple, « élevé au service de l'humanité que ce jeune homme candide et généreux va traverser, existe-t-il donc une voix « paternelle pour lui dire : jeune étudiant, où vas-tu ? Ton « cœur est-il assez ardemment sympathique pour aimer « tes frères et les secourir malgré leur ingratitude, et « quelquefois même leurs injures. Si, oui, pénètre alors « dans le temple avec respect et recueillement, avec ab- « négation surtout : sinon, éloigne-toi, car ta vie ne serait « qu'un immense malheur pour toi et pour les autres, si « elle ne devenait pas un grand scandale. »

Au sortir de nos écoles, que trouve l'étudiant ? L'âpre et avide main du fisc qui le saisit : au lieu de favoriser ses premiers pas dans la carrière, on l'arrête, on le comprime, ou ralentit son essor, lorsqu'on ne le décourage pas complètement.

La loi qui régit l'exercice de la médecine repose sur des bases instables, et nuit à son progrès comme nous nous proposons de le démontrer.

Vous vous serez livré pendant de longues années à de sérieuses études sous un climat qui ne vous est pas toujours favorable, vous aurez consacré toutes vos veilles pour acquérir la science, vous aurez étudié l'anatomie humaine, sans craindre ni les piqûres souvent funestes, ni les émanations délétères, vous aurez bravé toutes les misères et les tracasseries du début, vous aurez en un mot, traversé cette vie d'étudiant avec ses nostalgiques tristesses, et ses plaisirs si souvent mêlés d'amertumes, et quand un diplôme vous aura donné le droit d'exercer vos fonctions médicales, jeune discipline d'Esculape, vous vous trouverez en face de la réalité sans être secouru ni par la loi, ni par la société : car, en admettant que vous soyez du nombre de ceux que la renommée proclame et favorise, vous serez toujours en proie aux soucis, aux misères d'une position précaire auxquels vous trouverez un bien faible allégement dans une clientèle souvent aussi difficile à servir que capricieuse dans les moyens d'y parvenir.

« La vie du médecin, dit le professeur Cruveilhier est une vie d'abnégation, de labeur, de sacrifice, esclave, vous êtes attaché à la glèbe du devoir le plus rigoureux ; vous ne vous appartenez plus, vous appartenez à l'humanité souffrante ; pour vous, plus de doux loisirs, pas un jour que vous puissiez consacrer au repos, aux plaisirs, au bonheur des champs, aux lettres et aux arts, que vous avez cultivés dans votre jeunesse, et que vous aimez passionnement peut-être.

« Vous rentrez épuisé de fatigue, on vient vous chercher encore, et vous ne pouvez pas, et vous ne devez pas dire à demain ; le sommeil des médecins est le seul qu'on ne respecte jamais. Malheur à lui s'il refuse son ministère. Il trahit son devoir. »

Le médecin est donc un héros qui sacrifie sa vie pour le bien de ses semblables; comme Léonidas, il se dévoue, trop heureux si la société reconnaissante de son holocauste se déclarait après sa mort la protectrice de ses enfants, le soutien de sa veuve, auxquels la faible rémunération de ses services n'a pu procurer une modeste aisance.

Venez donc maintenant, princes de la science, exalter

dans de brillants discours les vertus qui honorent le médecin, élever jusqu'aux nues leur désintéressement, vous dont la renommée proclame le nom, vous qui regorgez d'or et d'argent, cessez ces panégyriques dérisoires, regardez autour de vous, et si vous ne venez au secours de la misère qui accable le plus grand nombre de vos confrères, accordez-leur du moins votre haut patronage : sollicitez les réformes si urgentes que réclame la médecine, et au lieu de vous borner à une stérile admiration, accueillez plutôt favorablement les découvertes de vos humbles confrères, que trop souvent vous repoussez avec légèreté, comme portant atteinte à votre illustration.

Non, nous ne souffrirons pas plus longtemps que le médecin succombe en mourant sous le poids de la pauvreté, nous protestons au nom d'un art bienfaisant qui nous autorise à réclamer le prix des services rendus à une société aussi ingrate que cupide. Mais quoi qu'il en soit, si de si nobles traditions professionnelles obligent le médecin à les honorer en tenant toujours son cœur et sa porte ouverts à la souffrance, gardons-nous bien d'oublier qu'il ne saurait s'en rendre digne s'il ne répondait pas aux engagements que lui imposent les besoins de la vie matérielle ; qu'il est père de famille, et que l'honorabilité de la position sociale qu'il tient de son titre l'oblige à d'immenses sacrifices auxquels il ne saurait répondre si, comme la plupart de ses confrères privés de fortune, il ignorait tout le prix des ressources pratiques que nous allons lui enseigner.

Ces considérations préliminaires m'ayant paru nécessaires à l'intelligence de ce travail, j'entre dès lors dans l'exposition des faits qui le constituent.

NOUVELLE RÉFORME

DE LA MATIÈRE MÉDICALE

SA LÉGALITÉ

Lex omnibus una.

L'ouvrage que j'ai l'honneur de vous offrir a pour but de vous enseigner l'exercice d'un droit professionnel qui a été jusqu'à présent ignoré par le plus grand nombre des médecins ; ce droit, c'est l'exercice légale de la pharmacie hygiénique.

Nous allons donc examiner ce droit sous ses différents rapports, et en particulier sous celui de sa légalité.

La loi actuelle qui régit l'exercice de la médecine demeure encore cette même loi de l'an XI qui fut créée dans un moment où la société était encore en pleine ébullition révolutionnaire, et alors que, pressée de toutes parts pour ériger sa nouvelle constitution, elle décreta cette loi qui, comme tant d'autres, est devenue caduque, pour ne plus servir que très-imparfaitement les nouveaux besoins de notre société transformée. Seule la partie de l'enseignement a été plusieurs fois modifiée sans que pour cela il en soit résulté pour l'élève devenu praticien, aucun des avantages qu'il avait cependant droit d'en attendre.

La loi de l'an XI, en effet, par son article 25, relatif à l'exercice de la pharmacie, fait défense aux médecins de préparer, vendre ou débiter aucun médicament à ceux de leurs malades auprès desquels ils sont appelés néanmoins. Préoccupé des secours indispensables réclamés par les habitants des campagnes privées de pharmaciens, le législateur y a pourvu en partie par son article 27, en vertu duquel il autorise les médecins, établis dans les communes privées de pharmaciens, à préparer et vendre des médicaments simples et composés à ceux de leurs malades seulement ; mais hâtons-nous de constater ici que, si cette vieille loi demeure encore en vigueur, elle a forcément éprouvé d'importantes modifications, que la marche du progrès a dû lui faire subir.

Lorsque l'on considère en effet les innombrables créations et perfectionnement qui se sont opérés depuis l'an XI, tant au profit des arts industriels que scientifiques, n'avons-nous pas lieu de nous réjouir de la part glorieuse qui est échue à l'art de guérir ? Quelles transformations sa thérapeutique et son hygiène n'ont-elles pas reçues de la part d'une pléiade d'hommes illustres, auxquels revient tout l'honneur de les avoir fait sortir d'une honteuse ignorance !

Il était donc devenu nécessaire, pour que tous les médecins pussent exercer les nouveaux droits qu'ils avaient acquis au nom du progrès, que le législateur, ou, si on le préfère, la jurisprudence fixât d'une manière bien exacte la limite des droits exclusivement réservés au profit des pharmaciens, à l'exclusion de tous ceux qui sont tombés dans le domaine de l'hygiène, et qui, à ce titre, peuvent être exercés légalement par tous les médecins de France indistinctement.

La loi qui régit la police de la pharmacie nous défend la vente des produits chimiques; mais au milieu des innombrables ressources dont la divine providence a gratifié notre pauvre humanité, n'a-t-elle pas offert à son génie observateur le plus inestimable bienfait dans ses eaux minérales? Les sels si précieux, dont elle les a enrichies au sein de son laboratoire mystérieux, ont ils donc quelque chose à envier à ces produits si redoutables, sortis du creuset de la chimie? Ne possédent-elles pas à un aussi haut degré les mêmes principes médicateurs, et n'offrent-elles pas avec une action plus efficace l'incontestable privilége de ne jamais intoxiquer les malades: *Primo non nocere,* d'où il résulte que le nombre de ces eaux, possédant une telle diversité dans leur nature, nous permettent à elles seules de remplir la majeure partie des indications thérapeutiques.

En terminant cet article, nous ferons remarquer que l'usage des eaux minérales, étant en rapport direct avec le service qu'elles rendent, la consommation en est devenue très-considérable et d'un prix fort réduit, à tel point qu'elle n'offre plus aux pharmaciens qu'un bénéfice bien médiocre; mais il n'en est pas de même de leurs sels avec lesquels on prépare diverses solutions, des poudres, des élixirs, des pastilles et autres confections ayant un caractère occulte, et pouvant être très-utiles aux malades qui en font usage, ainsi que profitables aux médecins qui les procurent, moyennant une rémunération légitime.

DE LA LÉGISLATION

Des Eaux Minérales et de leurs Sels

CONSIDÉRÉES SOUS LE RAPPORT DE LA VENTE

Loi du 14 juillet 1856. — Décret impérial du 28 janvier 1860.

Au titre II et art. 15 de ce décret, il est stipulé que l'usage des eaux minérales n'est subordonné à aucune permission, ni ordonnance de médecin.

L'art. 15 de l'ordonnance royale du 18 juin 1823, toujours en vigueur, établit également que toute personne peut devenir dépositaire d'eaux minérales, en se soumettant aux frais d'inspection qui ont lieu tous les ans pour les pharmaciens, épiciers, herboristes (3 ou 4 francs). Dans l'espèce, le médecin est considéré généralement comme faisant venir ces eaux pour le compte de ses malades, et se trouve ainsi dispensé de la visite réglementaire.

« D'après la circulaire ministérielle du 2 novembre 1850, il a été également stipulé qu'on ne doit considérer, ni comme remède ni comme médicament les préparations simplement hygiéniques, qui sont parfois tout aussi bien du domaine du parfumeur, du distillateur-liquoriste, et du confiseur, que celui du pharmacien (1).

(1) Tel est l'état actuel de la jurisprudence établie par les tribunaux et la Cour de cassation.

D'autre part : dans l'officine de la pharmacie pratique de Dorvault de 1867, page 968, il y est dit ceci : « On doit entendre sous le nom de médicament dont la vente est exclusive aux pharmaciens, toute substance simple et composée, vendue comme ayant des propriétés médicinales. »

Par contre, toute substance simple et composée vendue pour un emploi autre, et bien qu'appartenant à la matière médicale, ne peut être dans ce cas réputée médicament, et son débit être réclamé par le pharmacien. Un très-grand nombre de ces derniers sont acquis au domaine de l'hygiène et vendus comme tels. Il faut ranger dans la même catégorie les préparations hygiéniques, soit du liquoriste, du parfumeur ou du confiseur, ainsi que toutes substances banales de l'herboristerie indigène. Que conclure de ceci, rien autre chose que l'identité d'une jurisprudence déjà consacrée par plusieurs arrêts de cours?

Nous ferons remarquer que, si l'auteur de cet article avait connu la circulaire ministérielle du 2 novembre 1850, il aurait certainement modifié le texte, en reconnaissant aux eaux minérales des propriétés médicinales de premier ordre, et qu'en vertu du titre II et art. 15 du décret impérial du 28 janvier 1860, il est dit que l'usage des eaux minérales n'est subordonné à aucune permission ni ordonnance de médecin.

Quant aux sels qui sont extraits des eaux minérales, tels que le crénate de fer, les sulfureux composés, tous les sels alcalins, bi-carbonatés de chaux, de magnésie, de soude, de potasse, de lithine, des arséniates diversement combinés, des iodures alcalins, des chlorures de sodium et de potassium, des sulfates de soude, de magnésie, de chaux, d'alumine....., tous ces sels, disons-nous, sont vendus au même titre que les eaux qui les produisent, par la raison qu'ils ne présentent pas les caractères distinctifs qui appartiennent aux produits chimiques, qu'il est également évident que les procédés employés pour leur extraction des eaux minérales sont étrangers aux manipulations chimiques, et qu'enfin, alors que la commission médico-légale reconnaissait avec raison la parfaite innocuité des eaux minérales, elle s'adressait moins à l'eau qu'aux sels qui en sont les vrais principes médicateurs, et que ce n'est qu'à ce titre seul que l'autorité en a permis la vente sans autorisation spéciale, et à l'égal de tous les produits faisant partie du domaine de l'hygiène publique. Nous pouvons donc affirmer d'après l'examen qui en a été fait par plusieurs docteurs en droit qu'il n'existe aucune autre juridiction à cet égard.

Cette législation des eaux minérales et de leurs sels nous paraissant suffisamment établie, conformément au texte et à l'esprit de la loi, nous allons dès lors examiner celle qui régit la vente des différents produits minéraux et végétaux qui sont acquis au domaine public.

Les richesses de la matière médicale dont peut disposer aujourd'hui l'hygiène sont tellement considérables que, pour bien les reconnaître, elles nous obligent à démontrer et à assigner à toutes les parties qui la composent les différentes classifications qu'elle réclame d'après les propriétés thérapeutiques qui leur sont propres ; mais, m'adressant ici à des praticiens qui connaissent la matière médicale, je me suis borné à en indiquer les noms, à les diviser en différentes parties présentées sous la forme simple et commode d'un tableau synoptique placé à la fin de ce travail.

La première partie comprendra le règne végétal indigène et exotique ; la seconde, celle du règne minéral et enfin celle de certains produits chimiques faisant partie du domaine de l'hygiène.

Afin d'éviter avec le plus grand soin d'entrer dans le domaine de la contravention, je me suis autorisé des ouvrages traitant spécialement les produits industriels, qui sont reconnus comme appartenant au droit commun en vertu de la circulaire précitée.

Je n'ai donc cru mieux m'adresser qu'aux traités spéciaux de l'encyclopédie Roret, comme étant ceux les plus répandus et les plus autorisés, pour soutenir la thèse qui nous occupe. Dans ces différents manuels dédiés aux liquoristes, distillateurs, parfumeurs, confiseurs et autres, vous y trouverez consignée une innombrable quantité de formules, dans lesquelles entre une multitude de produits pharmaceutiques de plantes indigènes et exotiques, qui étaient autrefois du domaine exclusif du pharmacien (voir au tableau synoptique). Tous ces produits qui, en majeure partie, sont doués de propriétés curatives, analogues à celles dont jouissent les eaux minérales et leurs sels, tous ces produits, disons-nous, peuvent être vendus par le médecin à ses malades avec la même garantie légale assurée aux liquoristes, distillateurs et à tous les autres industriels qui en font un fréquent usage dans leurs préparations quotidiennes.

Mais, diront les intéressés, vous voulez convertir la médecine en un trafic humiliant, capable de compromettre la dignité de son caractère et de son indépendance. Allégation puérile, vide de sens, derrière laquelle se trouvent retranchés un intérêt blessé, un mépris maladroit porté au commerce, dont cependant ils ne sont rien moins que les membres. Non, mille fois non, vous n'arriverez jamais à nous prouver que c'est faire litière de la dignité médicale que d'appeler le commerce au secours de la science, alors que, par une union sagement combinée, elle procure au médecin ce que la société lui refuse, c'est-à-dire l'argent dû à ses services et sans lequel il lui est impossible de défendre cette honorabilité contre les outrages qu'un charlatanisme éhonté lui adresse chaque jour à la quatrième page de tous les journaux.

DES MÉDICAMENTS

Préparés et Délivrés par les Médecins

CONSIDÉRÉS SOUS LE POINT DE VUE DES GARANTIES PHYSIQUES ET MORALES

L'histoire nous apprend que tous les médecins prescrivaient et préparaient eux-mêmes leurs remèdes, et que ce ne fut qu'à partir du xve siècle qu'un certain nombre d'entre eux se vouèrent d'abord spécialement à la confection de ces remèdes, pour constituer plus tard une corporation scientifique qui, depuis, est demeurée l'annexe de la médecine.

Mais si de nos jours, le médecin livrait et administrait encore lui-même les remèdes qu'exige le traitement de la plupart des maladies, le progrès lui-même nous mettrait en droit de conclure qu'il en résulterait d'abord une économie des trois quarts des remèdes encore trop employés de nos jours, et une amélioration à peu près correspondante de la santé publique. En effet, la fonction du pharmacien est aujourd'hui tellement simplifiée, que ce dernier est réduit au rôle de simple débitant se pourvoyant de tous ses produits près des magasins généraux, ou pharmacies centrales, qui jouissent à juste titre du monopole de la fabrication, et près desquels tous les médecins français devraient se fournir du nécessaire pour le service d'une thérapeutique que la science des temps modernes a considérablement simplifiée.

Si nous faisons application de ce qui précède pour le service médical des campagnes, nous trouvons tout d'abord que ce service est généralement rempli par les médecins des chefs-lieux de cantons, et que leurs visites trop souvent tardives rendent les secours illusoires, parce qu'une loi absurde leur défend de porter avec eux les remèdes sans lesquels ils ne peuvent rien. Il en résulte que ces malheureux paysans sont souvent alors obligés de faire la nuit comme le jour 4, 5 et même 8 kilomètres pour se rendre à la pharmacie la plus voisine.

Si l'on considère que depuis l'an XI pas un gouvernement n'a voulu reconnaître, entre autres réformes si nécessaires, celle d'une loi depuis longtemps anéantie par le progrès, peut-on s'étonner de les avoir vus tous faire la culbute dans les flots révolutionnaires qu'ils s'étaient eux-mêmes préparés?

N'est-ce pas en effet sacrifier la santé publique à l'intérêt particulier d'un pharmacien que de procéder d'une façon aussi arbitraire, et cela sans l'ombre d'une justification possible. Que de victimes ces retards produisent, chaque jour, dans toute cette France que l'on prétend repeupler et surtout régénérer !!!

Le médecin visite-t-il donc ses malades sans être porteur de sa trousse dont chaque instrument fait office de remède? Pourquoi dès lors lui interdire tout le reste, qu'il a cependant tout aussi bien étudié et dans sa nature, et dans son application thérapeutique.

Avant de conclure sur cette importante question, je demanderai par dessus tout pourquoi le paysan malade ne jouirait pas des mêmes avantages que l'habitant des villes? En sa qualité de citoyen français, le premier ne participe-t-il pas comme le dernier aux charges de l'État en payant ses contributions? N'a-t-on pas attaché trois médecins à chaque régiment, à chaque navire? Cette institution est louable assurément, mais est-ce que par hasard la santé du paysan qui produit ne vaut pas celle du soldat qui dépense? Quand donc l'équité fera-t-il disparaître un état de choses aussi déplorable que funeste aux intérêts d'une nation dite civilisée? Ici comme ailleurs, nous venons protester hardiment au nom des habitants des campagnes privés de tous secours opportuns; nous protestons au nom de la dignité du corps médical outragé par une institution gothique, malsaine, et qui déshonore en même temps la législation française.

Dire, avec le docteur Combes, qu'aujourd'hui les riches paient pour les pauvres n'est qu'un mauvais subterfuge, et parce que l'un a le superflu, l'autre n'a pas de motif pour le priver du nécessaire tout en s'acquittant du travail qui seul peut le lui procurer. Mais le pauvre souvent incapable de rétribuer les soins du médecin doit-il périr sans secours? Non, mille fois non! «loin de moi, dit-il, la pensée de détruire la pitié, doux sentiment qui fait le bonheur de celui qui l'éprouve, bien plus que ceux qui ressentent sa bienfaisante influence.

«Voudrai-je bannir de nos cœurs cette sainte charité, la plus noble des impressions humaines, qui est pour la terre le lien de la société, pour le ciel le gage du pardon? Ces belles paroles me rappellent celles de Jacques Delille :

Sur la foi, l'espérance, l'on doute, on se partage,
Mais sur la charité, on tient même langage.

« Aurai-je pour but de détourner du malheureux au moment même où il en a le plus pressant besoin, la main qui secourt sa détresse, de son lit de douleur le conseil qui soulage et guérit, l'aide qui le soutiendra jusqu'aux jours meilleurs? Non certes, au contraire, mon but est double, et le voici :

« Procurer au pauvre au moins autant qu'au riche tous les secours médicaux et thérapeutiques dont il peut avoir besoin, — ce qu'il n'a pas aujourd'hui — d'autre part, pour que le médecin trouve la juste rémunération de ses travaux, et avec une existence au moins aisée, la possibilité d'élever sa famille. C'est encore ce qui n'a pas lieu aujourd'hui, car, malgré le soin extrême qu'ils prennent toujours pour cacher leur détresse, j'ai pu me convaincre qu'un grand nombre de médecins en France ne trouvaient que d'insuffisantes ressources dans l'exercice de l'art de guérir. »

L'auteur qui écrit ces lignes nous paraît animé d'une philanthropie des plus louables, mais selon nous c'est bien en vain qu'il s'adresse à de semblables gouvernants pour en réaliser le but (1). En attendant que cet heureux avénement vienne confirmer les prévisions de l'auteur (ce qui nous paraît encore fort éloigné), nous avons la prétention de venir offrir au corps médical des campagnes, si éprouvé, un véritable moyen de salut, d'une application immédiate et d'une efficacité incontestable. Ce moyen, nous l'avons déjà indiqué plus haut, c'est celui d'être médecin de toutes pièces, de ne relever absolument que de soi-même pour l'exercice complet de son ministère et en particulier pour les préparations de ses armes thérapeutiques dans la vente desquels il peut seul trouver le complément si néces-

(1) Dans son ouvrage, le docteur Combes veut que le Médecin devienne un fonctionnaire public, salarié par l'État.

saîre d'une rénumération légitlme due à ses bons services.

Nous avons déjà démontré en d'autres termes que la thérapeutique moderne n'avait pas besoin, pour être librement exercée par tous les médecins, de nouvelle sanction légale ; qu'il ne s'agissait que de le vouloir sans autre formalités que celles qui sont ici indiquées (1). Nous insistons particulièrement sur ce point à savoir que pouvant être exercée sans contrôle, cette thérapeutique autorise le médecin à vendre cher aux riches pour lui procurer ainsi l'avantage précieux d'exercer sa bienfaisance à l'égard des malheureux qui ne peuvent lui payer ni visites, ni médicaments (2).

(1) Une patente de liquoriste (4e classe, 25 à 30 fr.) est absolument nécessaire pour éviter toute espèce de contravention faite à la loi des patentes, qui vient de subir de récentes modifications.

(2) Le tarif des honoraires que le Gouvernement accorde aux Médecins qui donnent leurs soins aux malades indigents des campagnes est tellement humiliant, qu'il sera toujours repoussé par tous les Médecins soucieux de leur dignité.

UN SINGULIER PROGRÈS

EN THÉRAPEUTIQUE

Nous entendons répéter sur tous les tons que la médecine ne fait pas de progrès, et cependant si, pour réfuter cette erreur, le guide des apothicaires devait suffire, nous n'y trouverions plus comme autrefois ce capharnaum de drogues infectes, bien dignes assurément d'une honteuse ignorance. Mais à leur place, des préparations merveilleuses de toutes sortes, telles que des pâtes, des pastilles, des bonbons dits pectoraux, des laits concentrés, vins digestifs, chocolats médicinaux, dragées multicolores, fébrifuges, vermifuges, dynamiques, anisette purgative, perles de toutes sortes, crème d'huile de foie de morue, des biscuits, des élixirs délectables, diverses liqueurs apéritives, régénératrices, etc. J'allais oublier la douce, la miraculeuse revalescière qui doit toujours se trouver chez les bons apothicaires. Qu'en dites-vous, cher confrère, n'est-ce pas Esculape devenu confiseur, pâtissier, liquoriste? Mais en voyant tous ces produits si appétissants, tous saturés des parfums asiatiques, ne serait-on pas tenté d'être malade à plaisir, si, sous ces brillantes enveloppes, ne se trouvaient pas toujours cachés la plupart des anciens poisons que notre chimie moderne a rendus plus terribles que jamais. *Timeo Danaos et dona ferentes...* Laissons cette digression de côté et reconnaissons d'abord que, si l'existence compromise des malades devient un dépôt sacré dont le médecin est seul responsable devant la loi comme devant sa conscience, nous sommes dès lors en droit de conclure qu'en présence de la garantie et de la dignité que réclame une pareille mission, il est de son devoir de repousser avec rigueur toute intervention étrangère dans la préparation de ses armes thérapeutiques de la part d'un pharmacien ou de ses aides, susceptibles de les altérer, soit involontairement ou par toute autre raison. Permettez, dira-t-on, si nous sommes heureux de reconnaître avec vous les progrès dont s'est enrichie la thérapeutique moderne plus encore par ses grandes réformes que par ses créations nouvelles, vous oubliez que le pharmacien exerce un contrôle salutaire, qui prévient les dangers pouvant résulter des erreurs involontairement commises par les médecins dans la prescription de leurs remèdes. Nous répondrons à cette critique dictée par un intérêt personnel que son malheur est de ne pas avoir le moindre fondement et en voici la preuve :

Au médecin seul incombe toute la responsabilité d'un traitement et de ses conséquences malheureuses. Pénétré d'une telle gravité, il apporte toujours un soin relatif, une attention extrême à la préparation de ses armes, au succès desquelles se rattachent évidemment tout son crédit, et par conséquent l'avenir de sa famille. Or, je le demande, la société et le médecin trouveront-ils de semblables garanties dans des remèdes préparés par le pharmacien, son élève, ou même sa femme. Nul doute ne peut s'élever à cet égard.

Ici se présente cet argument *ad hominem* : puisqu'un contrôle est si nécessaire, dites-moi qui contrôlera les remèdes du pharmacien afin de prévenir ses erreurs, ou celles de ses employés, car enfin, je le répète, la responsabilité, le crédit du médecin d'une part, la santé et la vie des malades de l'autre sont bien choses assez sérieuses pour que l'on puisse exiger (au même titre de faillibilité), les mêmes garanties de celui qui exécute, que de celui qui prescrit.

Le public, dans sa crédule ignorance, attribue au médecin seul la faculté de contrôle, mais tout le corps médical et le corps pharmaceutique lui-même, savent trop bien que, dans la très-grande majorité des cas, il lui est impossible d'exercer aucun contrôle sérieux, alors que le temps et les moyens matériels lui font absolument défaut, et d'ailleurs n'est-il pas vrai de dire que la plupart des médicaments sont pris par les malades en l'absence du médecin? Comment alors voulez-vous que celui-ci puisse contrôler des remèdes dans l'estomac de ses clients? il ne peut donc être appelé qu'à constater une intoxication avec des conséquences plus ou moins graves. D'où il nous faut conclure que le crédit du médecin et la santé publique sont livrés à la merci d'une exploitation mercantile ruineuse, anti-hygiénique et que par conséquent il est du devoir de tout médecin soucieux de sa réputation de défendre l'un et l'autre par tous les moyens honorables et légaux que nous venons lui enseigner ici.

J'ajoute cette dernière observation à l'égard des formalités exigées par l'état actuel de la médecine, touchant les médicaments dont il résulte souvent des conséquences qui devaient être prises en très-sérieuse considération à savoir : qu'une ordonnance de médecin copiée et gardée par le malade, qui en a éprouvé les bons effets, peut être employée par des commères ou des médicastres de villages : il arrive souvent alors, qu'étant contre-indiquée, elle peut produire de graves dangers. D'autre part, le médecin, livrant lui-même son remède, moyennant toutefois une rétribution légitime, donne à son malade l'avantage précieux de ne mettre jamais qu'une seule personne dans la confidence de son mal, et lui-même satisfait ainsi *in extenso* à l'art. 378 du Code pénal touchant le secret professionnel (1).

(1) Supposons que, dans l'espèce, un Médecin adresse son malade chez un Pharmacien pour y prendre du copahu ou des préparations hydrargiriques? voilà notre malade fort embarrassé; ce n'est donc pas assez d'avoir déjà rougi une fois devant son Médecin en lui montrant les blessures d'un amour malheureux; il faut encore qu'une ordonnance en trahisse le secret en le livrant au pharmacien ou à ses aides. Quelle sécurité la société peut-elle trouver dans de tels secrets?

RÉFORME THÉRAPEUTIQUE

Pour réformer d'une façon victorieuse les plus grosses illusions dont je trouve encore entachée notre thérapeutique moderne, je crois qu'il est toujours d'usage et même de savoir-vivre de s'autoriser d'auteurs les plus estimés, qui ont déjà traité cette question. Entre tous, je citerai d'abord le Dr Combes qui, lui aussi, affirme que la simplicité des traitements amènerait sans aucun doute la simplicité des maladies elles-mêmes qui guérissent d'autant plus vite qu'elles sont plus doucement traitées par des moyens simples, rationnels, et surtout hygiéniques: c'est pourquoi il nie l'efficacité réputée orthodoxe et infaillible de la très-grande majorité des drogues, parce qu'il prétend que la pharmacie est gorgée d'une foule de choses encombrantes, coûteuses et grotesques, des onguents composés et des extraits venus de l'autre monde, des mélanges de végétaux qui se trouveraient mieux de leur simplicité champêtre que des vertus curatives qu'on leur suppose le plus ordinairement à tort, des émollients qui n'amollissent guère, des stimulants qui ne stimulent pas, des astringents qui n'astreignent rien du tout, et des altérants qui n'altèrent que la santé et la bourse assez ébréchée de ceux qui s'en servent.

Le médecin, le véritable médecin digne de ce nom doit se borner, suivant la belle expression de Baglivi au rôle de ministre et d'interprète de la nature, car il nous faut bien reconnaître et ne jamais oublier que, par l'effet d'une force incessamment active, la nature tend toujours à corriger les défauts, à détruire les obstacles, à rapprocher les tissus divisés, à réparer leur perte, jusqu'à de certaines limites et à la remettre dans la bonne voie si elle s'en écarte, et qu'enfin, c'est à la nature seule qu'est réservé le grand et précieux privilége de la cure des maladies.

Personne de nous n'a oublié ce précepte d'un grand maître en thérapeutique : « Que si, avec un bon régime hygiénique et bien approprié, on peut conjurer la plus grande partie des maladies qui affligent notre espèce, qui se les procure souvent elle-même, il est fort inutile d'employer pour les combattre tout un arsenal de drogues puantes et nauséabondes qui, la plupart du temps, n'ont selon lui et selon bien d'autres qu'un bien médiocre effet sur leur marche, sur leur durée et sur leur terminaison. »

Sans paraître aussi exclusif, il faut bien admettre qu'une grande et salutaire réforme s'est opérée, et, de par la loi du progrès, nous sommes en droit d'affirmer sans crainte que le plus grand nombre des prétendus remèdes adoptés et mis encore en usage, sont en majeure partie nuisibles ou inutiles, et devraient à beaucoup d'égards être bannis sans retour de notre thérapeutique en bonne voie de réforme.

Dans sa pharmacopée de campagne, le Dr Munaret confirme cette manière de voir, il affirme également que 15 médicaments peuvent parfaitement suffire à toutes les indications thérapeutiques.

Boerhaave répétait souvent à ses disciples qu'avec de

l'eau, du vin, du vinaigre, de l'orge, du nitre, du miel, de la rhubarbe, de l'opium, du feu et une lancette on pouvait faire toute la médecine.

Le Dr Gouraud, le collaborateur de Trousseau, disait dans le *Journal des Connaissances médico-chirurgicales* qu'avec la quinine, l'opium, et la lancette, il se chargeait de traiter toutes les maladies de la terre.

A quoi bon, a dit tout récemment le Dr Combes, la plupart de ces extraits qui sèchent et moisissent dans leur pot virginal, jusqu'au moment où il font la culbute dans le tombereau de la salubrité publique? Pourquoi alors, dit un autre docteur, ne pas se borner aux extractifs dont l'efficacité est certaine, et qui, employés par le médecin devient un véritable moyen de guérison pour les malades? A ce pourquoi, je réplique que je considère la plupart de ces extractifs à l'égal des produit minéraux que la chimie a transformés en poisons violents, et qu'à ce titre, la conscience et le savoir nous inspirent de n'en faire usage que dans des cas fort rares et alors que tous les moyens ordinaires ont été impuissants; ce n'est pas, dit le proverbe, en secouant fortement la barre du gouvernail qu'on arrive plus vite au port.

« Tant qu'on fera usage des remèdes composés de la pharmacie galénique disait le savant Fourcroy, tant que la routine continuera à dicter aux médecins les formules compliquées d'un plus ou moins grand nombre de médicaments, on ne pourra jamais rien savoir d'exact sur leurs véritables propriétés. »

L'ancienne école de Cos employait des remèdes simples, elle ne se servait point de ces mélanges informes qui surchargent nos dispensaires, elle ne mêlait point dans les mêmes décoctions une douzaine de plantes qui ne peuvent que les rendre épaisses, visqueuses, et dégoûtantes ; elle ne connaissait pas les apozèmes compliqués, les tisanes royales ; ces indications multipliées qui font la base de l'art de formuler n'existaient pas pour elle : simple dans sa nature, comme dans ses opérations, elle ne présentait aux malades qu'un seul remède, et ne les administrait que l'un après l'autre, lorsque les circonstances exigeaient qu'on en changeât la nature.

Si l'on ne renonce à ce luxe dangereux, introduit par l'ignorance et la superstition, si l'on tient toujours au mélange d'une base médicamenteuse, d'un adjuvant ou auxiliaire, d'un ou plusieurs correctifs, mélange dont on a fait un art que je ne dois pas craindre de présenter comme illusoire et dangereux, la science restera dans l'état où elle est actuellement.

La prédiction s'est accomplie : près d'un siècle s'est écoulé, et le professeur Rostan est encore obligé de dire à ses contemporains : « Lorsqu'il nous est si difficile d'apprécier l'effet d'une seule substance ou d'une seule circonstance sur l'organisme, comment pouvez-vous penser agir avec certitude, lorsque vous en prescrivez un grand nombre, et surtout si vous les employez simultanément ? De plus, ces substances exercent sur l'organisme une influence identique ; elles s'entr'aident, ou elles exercent une influence différente ou contraire, elles se nuisent : dans le premier cas quelle nécessité y a-t-il d'en ordonner plusieurs, et dans le second, à quoi bon administrer ce composé ?

D'où Munaret conclut qu'au lieu de ce sage, mais trop impuissant dilemme, il faudrait un autre Hercule pour balayer l'écurie de nos Augias polypharmaques, après avoir brisé avec sa massue ces plusieurs centaines de bocaux à Galbanum qui ne renferment que de l'érudition en substance pour le formuliste, de l'argent pour celui qui fait métier de la vendre, et des nausées au moins inutiles pour la partie malade de l'humanité.

Medicamentorum varietas ignorantiæ filia est.

Plus soucieux de la fortune que de la gloire sans profit du médecin, le pharmacien devient un industriel privilégié qui, au moyen de ses comptes d'apothicaire, a su s'affranchir des misères du premier.

Guy-Patin, doyen de la Faculté définissait ainsi le pharmacien :

Animal bene faciens et lucrans mirabiliter.

Si une substance est trop coûteuse, disait encore Munaret, le pharmacien la mélange, la frelate, et pour cacher sa supercherie, il la pulvérise ; si une préparation est trop longue, il en élimine ce qu'il n'a pas, ou ce qu'il ne veut pas y mettre. Il ajoute encore d'autres histoires que je refuse de rapporter ici pour l'honneur de ce corps savant.

Cependant, il nous faut noter en passant que si, par ses connaissances polytechniques, le pharmacien a rendu pendant ces derniers siècles de grands services à la médecine, en lui offrant une innombrable quantité de drogues qu'il a fait sortir du creuset de la chimie, reconnaissons toutefois que bien peu ont résisté à l'épreuve du temps et de l'expérience, nonobstant les pompeuses approbations, si faciles de l'Académie : la médecine en les répudiant pour revenir aux sages préceptes hypocratiques les a cédés aux arts industriels auxquels ils rendirent d'immenses services ; ici nous nous plaisons à rendre à cette Société savante un public hommage pour avoir acquis un double droit à la reconnaissance des médecins, et plus encore à ceux des arts qui en ont le plus profité.

Le reste, et c'est le plus grand nombre, est tombé dans un oubli bien mérité pour faire place à un éclectisme rationnel qui prend pour base la nature médicatrice et pour thérapeutique les précieux préceptes de l'hygiène.

CONCLUSION

Après avoir exposé la base de notre système, ainsi que la législation qui assure sa mise en pratique, il ne nous reste plus qu'à en démontrer le *modus faciendi* dont la simplicité d'exécution est de nature à engager tous les médecins à venir profiter des avantages considérables qui en résultent.

Nous pensons également avoir suffisamment démontré, avec l'aide et l'autorité des savants qui ont le plus travaillé cette réforme thérapeutique, que la préparation et la vente de la plus grande partie des médicaments est un droit fondé sur les attributions naturelles et légitimes du médecin, que devant la loi, il est évident pour qui veut y réfléchir que l'exercice de ce droit est imprescriptible, et qu'il devient pour la société la seule garantie des secours opportuns dont elle est encore privée aujourd'hui.

Pour exercer facilement et avec succès ce genre de pharmacie hygiénique, la seule vraiment rationnelle, deux conditions sont indispensables.

La première c'est d'être l'homme de son métier et de son temps, de ne pas oublier que, parmi le trop grand nombre de préjugés dont souffrira encore longtemps notre pauvre société, il en est un qui règne encore en maître dans toutes les classes, c'est la manie de la drogue quand même, dans laquelle les malades fondent toute leur espérance.

Malheur au médecin qui oserait s'en affranchir!....

Qu'il s'en abrite au contraire, afin de pouvoir exercer paisiblement les vrais préceptes de l'hygiène d'une part, et de l'autre, y trouver une rémunération légitime qu'on lui refuserait au moins en partie si, par sa science et sa franchise, il osait éclairer la sottise humaine.

La seconde condition consiste dans l'organisation d'une vitrine placée dans le cabinet du médecin, destinée à contenir toute la matière médicale, choisie aux tableaux synoptiques, laquelle servira, outre les besoins de la localité, d'un fond de réserve à une seconde pharmacie portative, destinée aux besoins de la campagne.

Pour atteindre ce dernier but, j'ai fait fabriquer différents modèles qui m'ont conduit à un perfectionnement ne laissant plus rien à désirer. Cette pharmacie portative consiste en une petite boîte noire, ornée de cuivreries à festons, offrant un cachet de distinction vraiment digne de son objet; ses divisions intérieures sont toutes mobiles, de façon à satisfaire tous les besoins de capacité. Douze flacons bouchés à l'émeri, de différents modèles, ainsi que d'autres dispositions aussi ingénieuses que très-utiles, en font un objet qui s'impose à votre confiance.

Le prix de la pharmacie portative est fixé à 35 fr. ; elle ne sera expédiée qu'un mois après la commande, afin de recueillir le plus grand nombre de souscriptions, sans lesquelles il me serait impossible de livrer un travail soigné à ce prix.

Si cette pharmacie ne représente pas la valeur stipulée, je m'engage à la reprendre franco de retour. Elle sera expédiée aux mêmes conditions que l'ouvrage, le port excepté.

Il ne reste donc à vous enseigner les meilleurs moyens de vous procurer votre matière médicale.

Toutes les maisons de droguerie de Paris et en particulier la pharmacie centrale de la rue Jouy, peuvent parfaitement vous fournir tout ce qui vous est nécessaire, et à des conditions très-approximativement analogues; mais en drogueries, comme dans toutes les autres industries, il existe des spécialités près desquelles il est toujours préférable de s'adresser, par la raison que leurs produits sont généralement mieux réussis et cotés à des prix plus avantageux que partout ailleurs.

Venant de prendre la résolution de ne plus exercer la médecine, mais encore trop jeune pour me livrer au repos, je me décide à consacrer mon temps au service du corps médical de la province.

A cet effet, je viens d'ouvrir un bureau d'agence médicale pour tout ce qui peut intéresser mes confrères, tel qu'expéditions de tous les articles de pharmacie, droguerie, eaux minérales et leurs sels, instruments de chirurgie, livres de médecine et autres.

Renseignements très-précis, à titre gratuit, sur les spécialités et le mérite des médecins et chirurgiens, pour les consultations médicales et les grandes opérations, les nourrices sur lieux, les pensions dans les maisons de santé et chez les sages-femmes les plus recommandables de Paris.

Une rétribution approximative de 15 0/0 devra toujours être insérée à la lettre de commande sous forme de mandat ou de timbres-poste.

Mes confrères seront persuadés que, si minime que soit la rétribution, j'apporterai toujours le plus grand zèle dans l'exécution de leurs ordres, de façon à trouver dans leur satisfaction personnelle un nouvel engagement pour l'avenir.

TABLEAU SYNOPTIQUE

DU

RÈGNE VÉGÉTAL

INDIGÈNE ET EXOTIQUE

Produits dont la vente est autorisée par Arrêté ministériel en date du 2 novembre 1850.

NOMS DES MATIÈRES

Tous les noms marqués d'un astérisque se trouvent inscrits aux Manuels du Liquoriste et du Parfumeur (Encyclopédie Roret).

*Alun.
*Alcali végétal.
*Alcool.
Aloès.
*Absinthe.
*Anis.
Aunée.
Airelle myrtille ou Moret.

ACIDES VÉGÉTAUX

*Acétique.
*Benzoïque.
*Citrique.
Malique.
Oxalique.
Tartrique.
Lactique.
Phénique.
Tannique, etc.
Albumine végétale.
*Amandes amères.
Asperges.
*Bois de réglisse.
*Badiane.
*Baume du Pérou.
*Baume de Tolu.
*Baume du Commandeur.
*Benzine et tous les Benzoates.
*Benjoin.
*Bières médicinales hygiéniques.
*Bitters divers.
Bithumes.

BOIS

*D'Aloès.
*Du Brésil.
*De Campèche.
*De Fernambouc.
*D'Inde, etc.
*Brou de noix.
*Buglosse.
Buis.

BAINS

composés avec les substances choisies de notre matière médico-hygiénique :

*Cacaos et Beurre.
*Cachou.
*Café et Caféine.
*Camomille R.
*Camphre.
*Cannelle.
Capsicus Indiæ, Piment (rubéfiant).
*Calamus aromaticus.
*Capillaire.
*Cascarille.
*Cubèbes.
*Colchiques pour vinaigre, etc.
Karouba, fruit de Karoubier (Afrique), pour tisane rafraîchissante, naturellement sucré, excellent avec le café et d'un prix minime.

Suite des Noms des Matières.

*Cassis (très-bon aromate).
Centaurées diverses.
Chanvre indien.
Charbon végétal.
Chicorées diverses.
Chocolats composés.
Cidres médicinaux hygiéniques.
*Cigarettes hygiéniques.
Collodions divers.
Coaltars divers.
*Coriandre.
Cérats divers.
*Ecorces d'oranges amères.

EAUX

*De Cologne.
*Dentifrices diverses.
*De Goudron.
*De Lavande.
Phéniquée.
Sédative.
De Térébenthine.
*De Thé.
*Vulnéraire.
*De Laitue.
*De Cresson.
*De Botot.
*De Genièvre.
*De Mélisse diverses.
*De Menthe.
*De Fleur d'Oranger.
*De Citron.
*De Sauge.
*De Laurier Cerise.
*De Laurier Rose.
*De Chaux.

ÉLIXIRS

Fébrifuge.
*Apéritif.
*Anti-Odontalgique.
Chloroformique.
*Dentifrice.
*De Garus.
*De Longue vie.
*De Quinquina.
*De Raulin.
*De la Chartreuse.
*Des Bénédictins.
*Des Carmes, etc.

Ether pour Vinaigre.
*Fenouil.
Toutes les farines des Graminées et de Manioc, de Moutarde et de Pommes de terre.
Gayac.
*Genièvre.
*Gentiane.
Glandoux.
Glycérines diverses.
*Grenadier (écorce).
*Grenadine (Sirop).
*Groseille.
Gruaux.
*Héliotrope.
Houblon.
Huiles de tous poissons.
*Hydromels divers.
*Hysope.
*Iris de Florence.
*Laitues diverses.
*Lauries divers (eau).
Laudanum (ne peut être vendu au poids médicinal).
*Lavande.
*Lichen (pâte), etc.
Loochs divers.
*Marasquin.
Matricaire.
*Mélilats divers.
*Mélisses diverses.
*Menthes diverses.
Ményantes diverses.
Moutardes diverses.
*Muscade (noix).
*Myrrhe.
Néroli.
Noix de Galle.
*Noyer (feuilles et brou).
Onguents divers, composés de notre matière médico-hygiénique.
*Orgeats divers.
*Orcanette.
*Origan.
*Parfums (tous les).
*Pastilles (avec toutes les matières ici stipulées).
*Patchouli.

Suite des Noms des Matières.

*Pàte de Lichen.
*Pâte de Guimauve.
*Pâte de Citrouille vermifuge.
Pommades composées des agents de notre matière médico-hygiénique.
Poudres (composées de mêmes matières).
*Queues de Cerises.
*Quinquinas divers.
*Quinine.
*Raiforts divers.
*Reine des Prés.
Résines diverses.
*Rhubarbes diverses.
*Romarin.
*Rue (employé dans le Vinaigre des quatre voleurs, préparé et vendu par les Parfumeurs).
*Safrans divers.
Sagou.
Salep.
Sassafras.
Sang-Dragon.
Sangsues.
*Sanicle.
*Sauge.
*Santal citrin.
Savons divers.
Seigle ergoté.

SELS

* Ammoniaque.
* Anglais.
*De Citron.
D'Oseille (Oxalate de Potasse).
*De Peunès.
*Storax et Styrax divers.
*Sumac.
Teintures diverses de notre matière.
*Tabac.
*Térébentines diverses.
*Thridace.
*Thés divers.
*Thym.
*Tarmentille.
*Valérianes diverses.
*Vanille.
*Verjus divers.
*Vins hygiéniques divers.
*Vinaigres hygiéniques divers.
*Vulnéraires.
*Thériaque de Venise. Etc. etc.

TABLEAU SYNOPTIQUE

DU

RÈGNE MINÉRAL

Produits dont la vente est autorisée par Arrêté ministériel en date du 2 novembre 1850 (v. p. 16).

NOMS DES MATIÈRES

Tous les noms marqués d'un astérique se trouvent inscrits aux Manuels du Liquoriste et du Parfumeur (Encyclopédie Roret et autres.)

*Alun.
*Alcali.
Acides minéraux.
— Nitrique.
— Chlorhydrique.
— Sulfurique, etc.
Bleu Anglais.
— de Prusse.
— de Saxe.
Borate de soude (borax).
Bismuth (azotate).
Blanc de Bismuth..
* — de Céruse.
* — d'Espagne.
* — de Paris.
* — de Meudon.
* — de Zinc.
Carbonates et bicarbonates :
— De Soude.
— De Potasse.
— De Chaux, etc.
Carmin de Confiseurs.
Chaux (oxyde de calcium).
Chloroforme (1).
Chlorure de Chaux.
— de Sodium.
— de Potasse.
— de Soude.
— de Soufre.
Crème de Tartre.
Crénate de fer des Eaux ferrugineuses.
Dextrine.
Diachylon.
*Ethers divers.
*Baffine ou Permaganate de Potasse pour teindre les cheveux en chatain.
*Eau de la Floride et autres, pour le noir, qui ont toutes pour base les sels d'argent et de plomb.
*Eau de Javelle.
— Oxygénée.
* — de Sedlitz naturelle.
*Gazéole.
*Litharge.
Magnésies diverses.
Macis.
Minium.
*Nitrate d'argent.
Nitre.
*Orpiment ou Sulfure d'Arsenic.

(1) Le chloroforme, l'éther, l'ergot de seigle, le nitrate d'argent et toutes substances qui ne peuvent être appliquées que par la main du médecin, soit pour cautériser, soit pour injecter, demeurent la propriété exclusive de ce dernier. Il peut donc se les procurer où bon lui semble.

Suite des Noms des Matières.

Oxyde de Zinc, etc.
Pétroles divers (Carbures).
Sulfate de Fer.
— de Zinc.
— de Cuivre en nature.
Soufres divers.
Vermillon (Sulfure de Mercure).
Toutes les Eaux minérales ainsi que tous les sels simples ou composés extraits de ces mêmes eaux, soit sous forme de Poudre ou de Pastilles, et dont la vente est autorisée par la loi du 14 juillet 1856 et décret du 28 janvier 1860.

TABLEAU SYNOPTIQUE

DU

RÈGNE ANIMAL

NOMS DES PRODUITS

Dont la vente est autorisée par Arrêté ministériel en date du 2 novembre 1856 (v. p. 16).

*Albumine animale.
*Axonge.
*Castoreum.
*Cérats divers.
Fiel de Bœuf.
Gélatine animale.
*Laits divers.
*Miels composés divers.
*Moelle de Bœuf composée.
Musculine.
*Musc.

*Corail.
*Ambre gris (produit d'un Bozouad du Cachalot).
*Civette.
*Cochenille.
*Cire.
*Blanc de Baleine.
Pepsine.
Toutes les Huiles de Poissons.

Paris. Typ. A. Parent, rue Monsieur-le-Prince, 31.

www.ingramcontent.com/pod-product-compliance
Ingram Content Group UK Ltd.
Pitfield, Milton Keynes, MK11 3LW, UK
UKHW020958220726
13924UKWH00002B/764

9 782019 639211